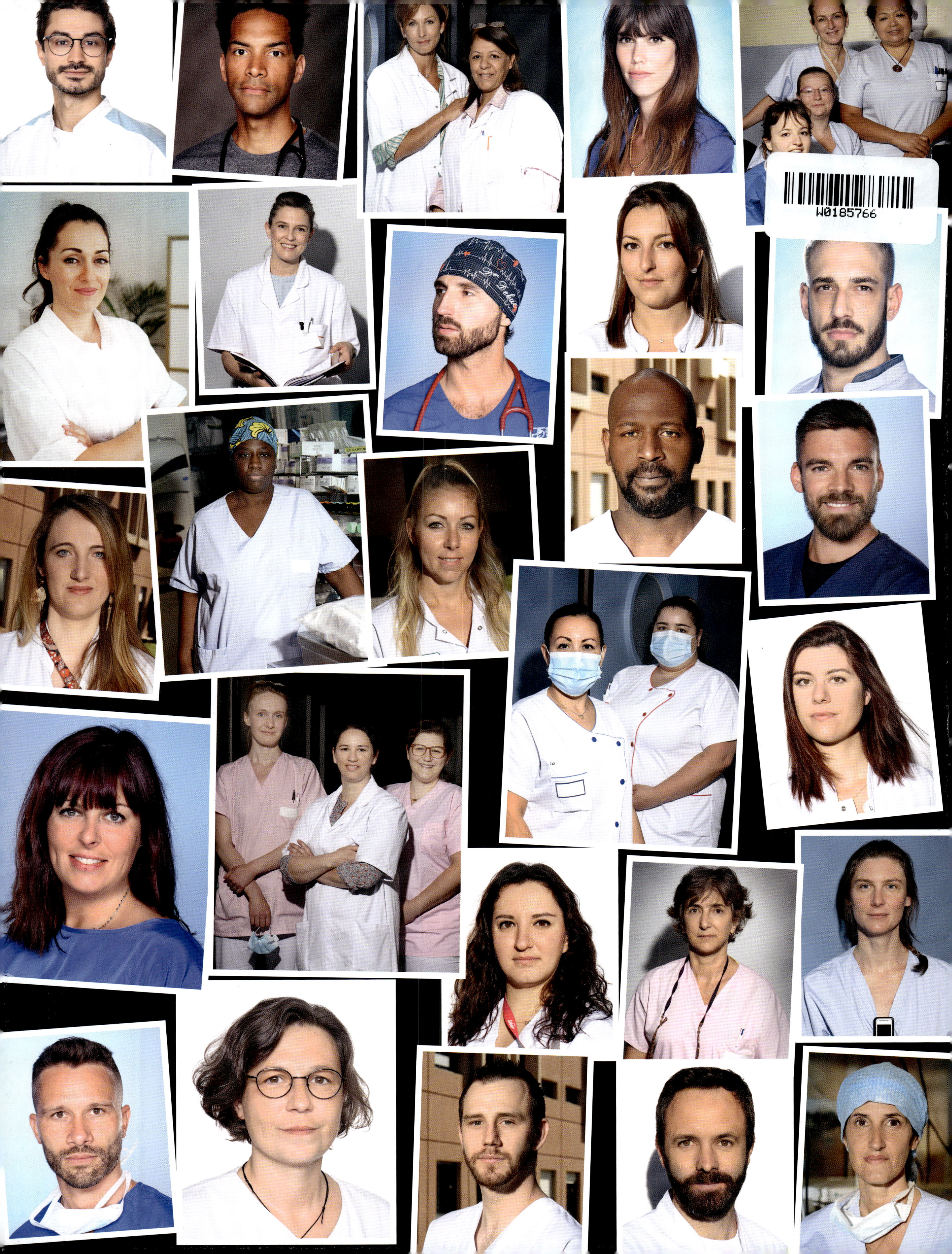

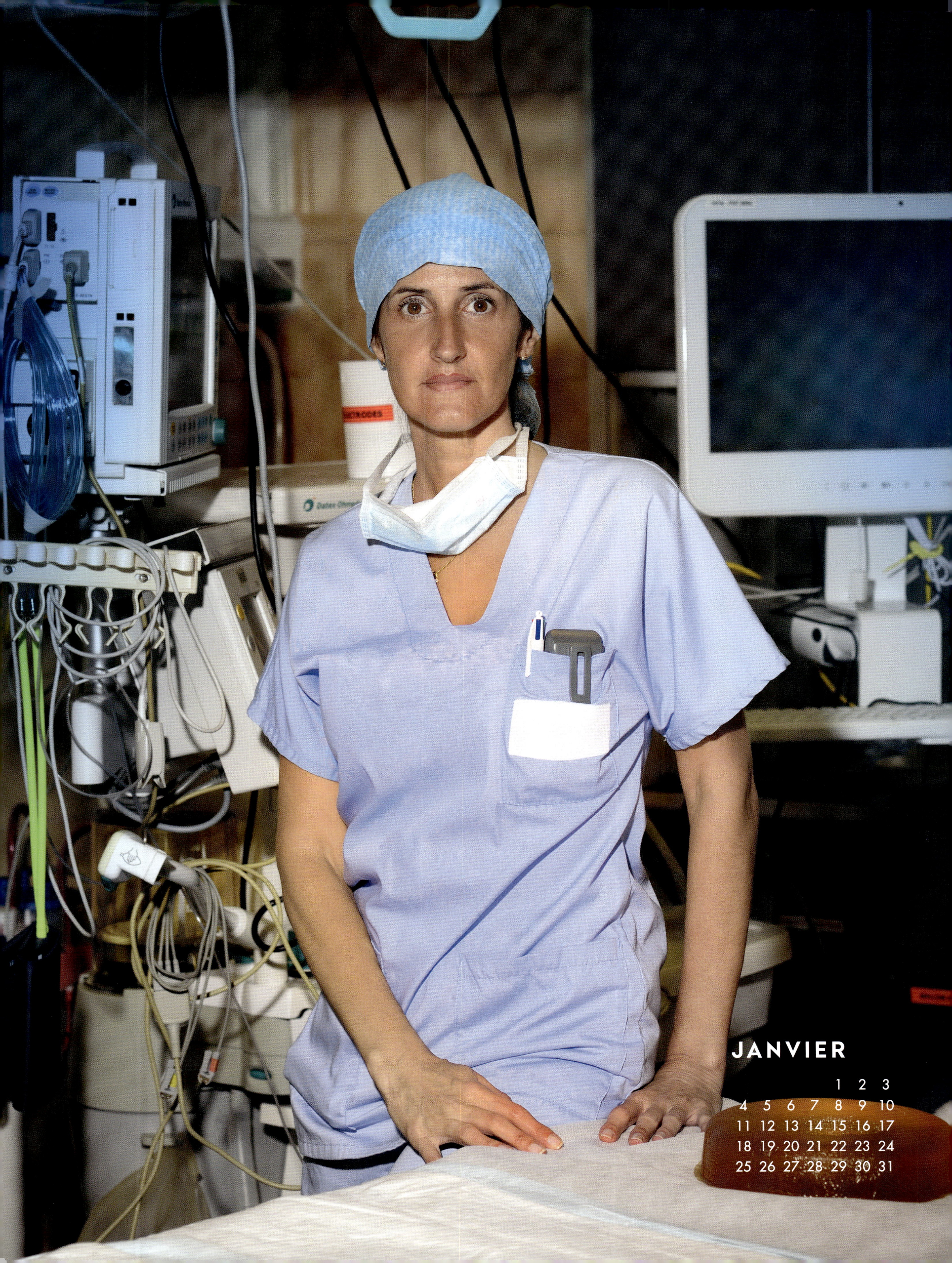

JANVIER

				1	2	3
4	5	6	7	8	9	10
11	12	13	14	15	16	17
18	19	20	21	22	23	24
25	26	27	28	29	30	31

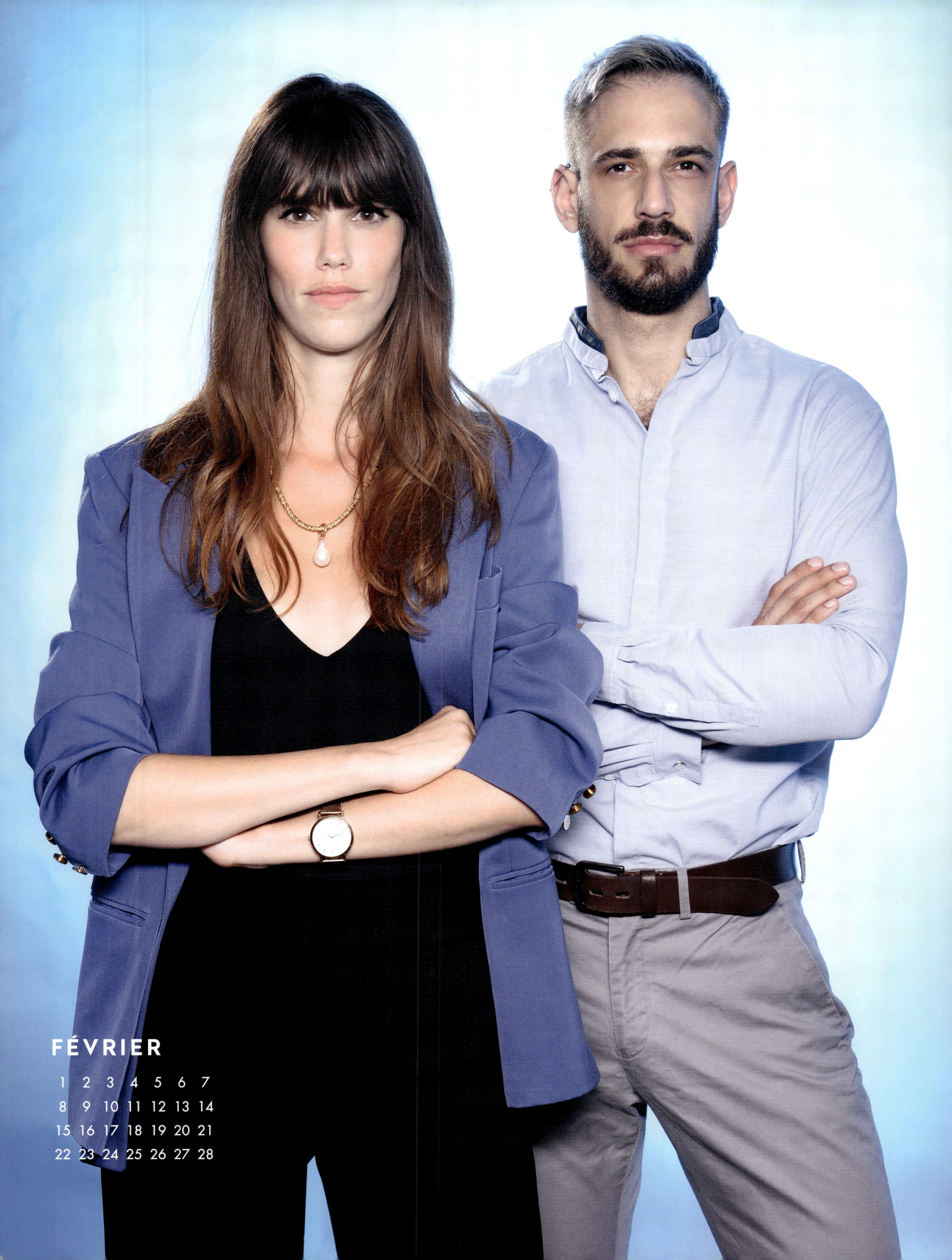

FÉVRIER

1	2	3	4	5	6	7
8	9	10	11	12	13	14
15	16	17	18	19	20	21
22	23	24	25	26	27	28

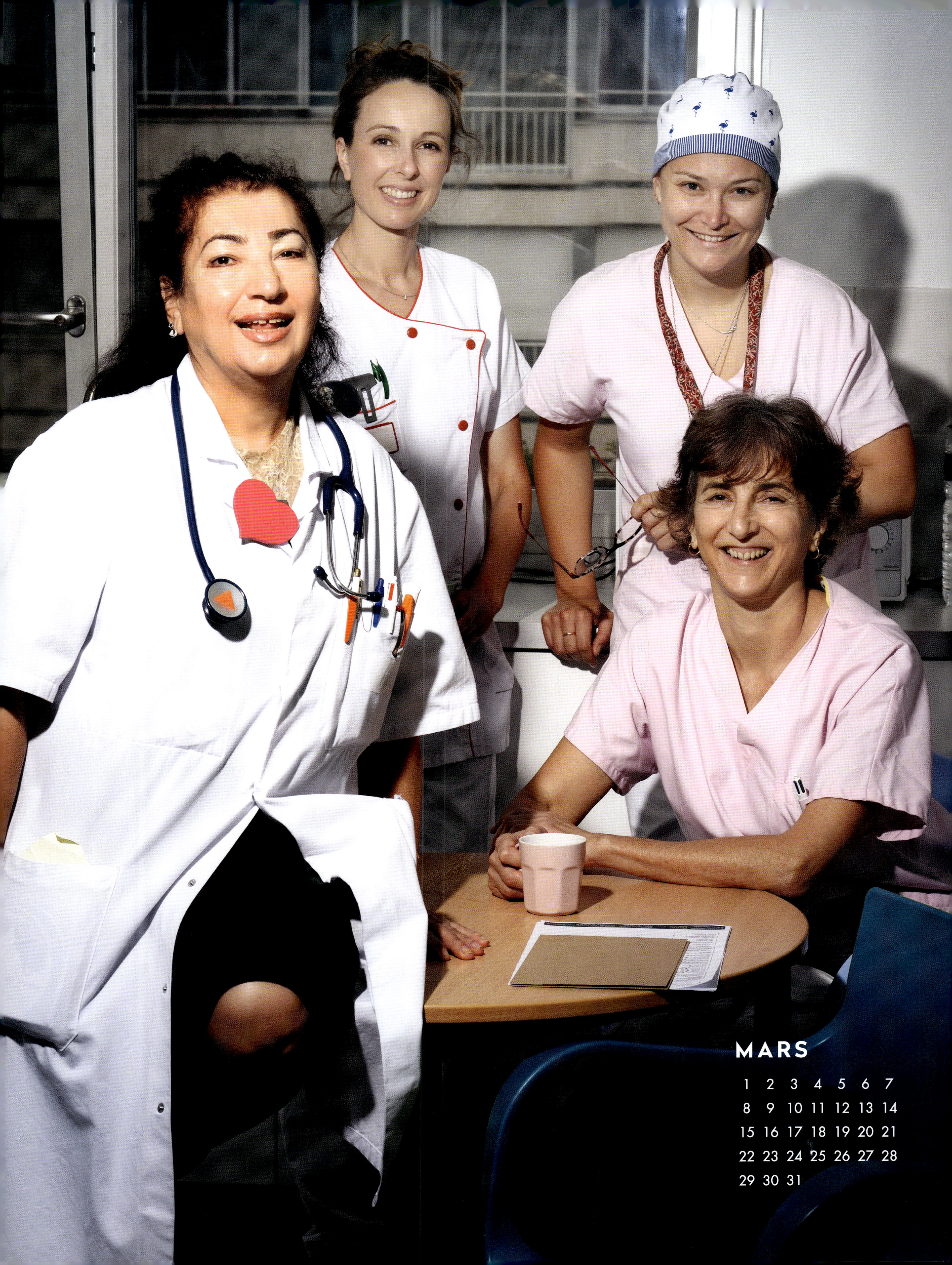

MARS

1	2	3	4	5	6	7
8	9	10	11	12	13	14
15	16	17	18	19	20	21
22	23	24	25	26	27	28
29	30	31				

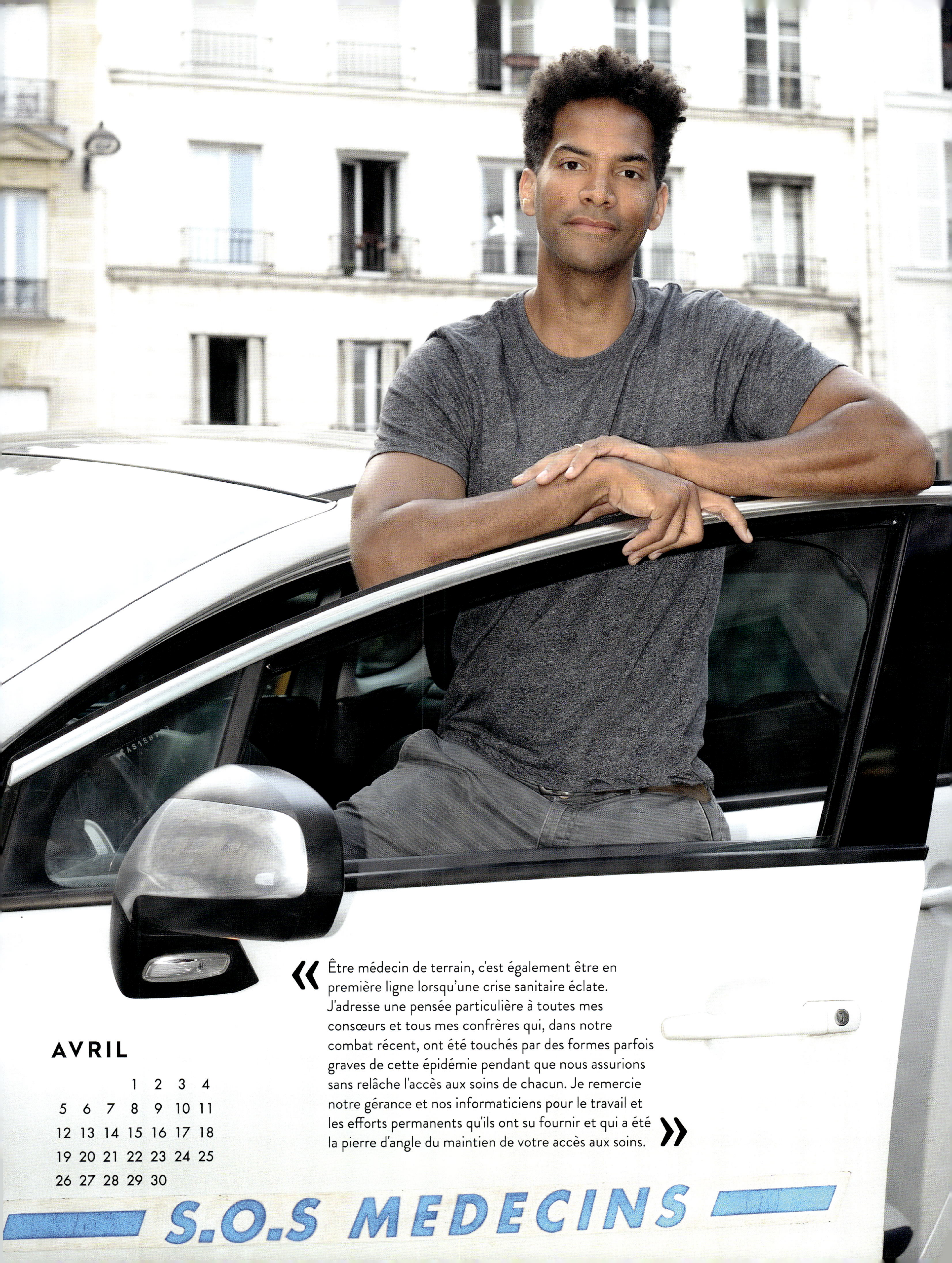

« Être médecin de terrain, c'est également être en première ligne lorsqu'une crise sanitaire éclate. J'adresse une pensée particulière à toutes mes consœurs et tous mes confrères qui, dans notre combat récent, ont été touchés par des formes parfois graves de cette épidémie pendant que nous assurions sans relâche l'accès aux soins de chacun. Je remercie notre gérance et nos informaticiens pour le travail et les efforts permanents qu'ils ont su fournir et qui a été la pierre d'angle du maintien de votre accès aux soins. »

AVRIL

			1	2	3	4
5	6	7	8	9	10	11
12	13	14	15	16	17	18
19	20	21	22	23	24	25
26	27	28	29	30		

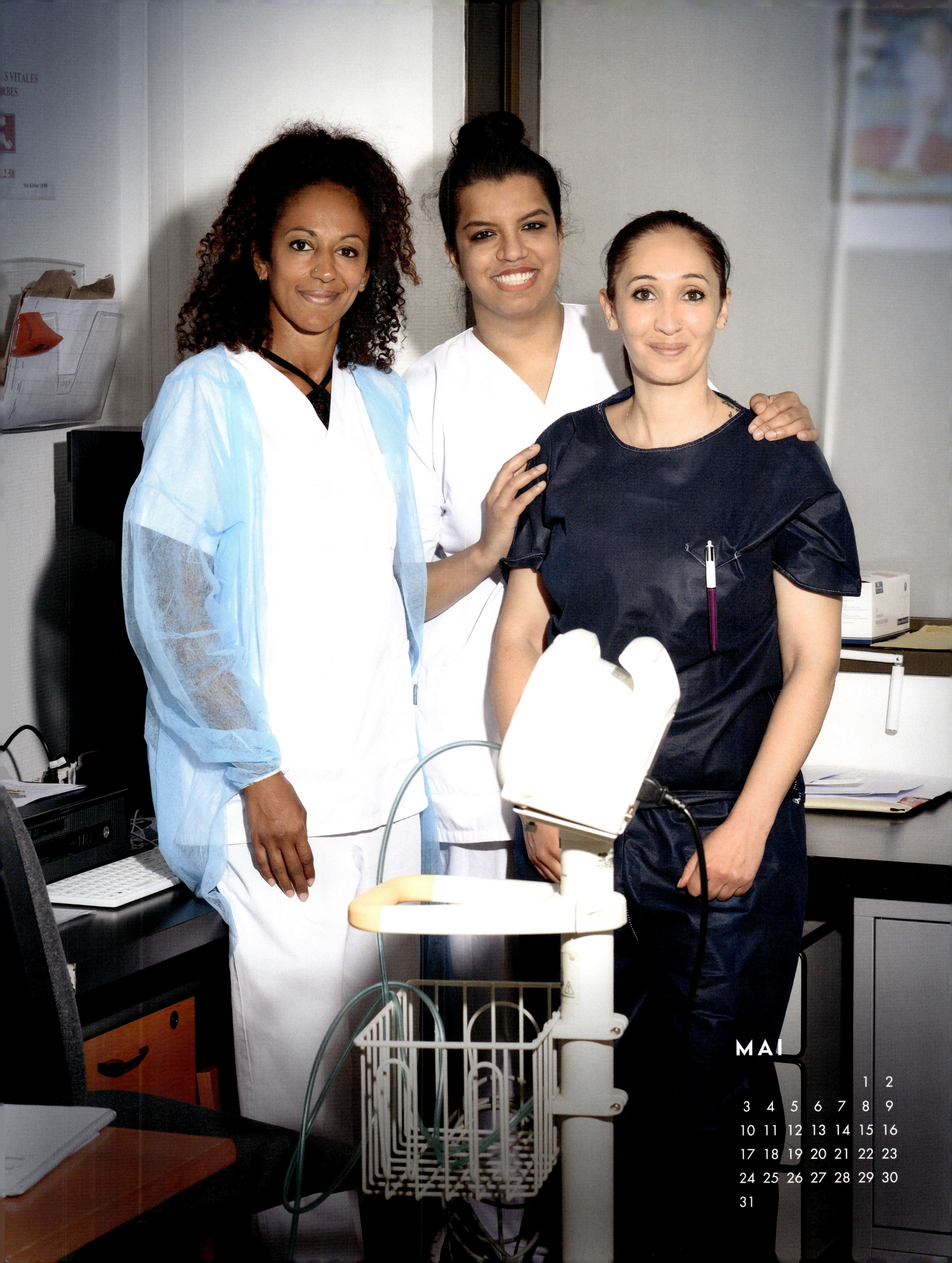

MAI

					1	2
3	4	5	6	7	8	9
10	11	12	13	14	15	16
17	18	19	20	21	22	23
24	25	26	27	28	29	30
31						

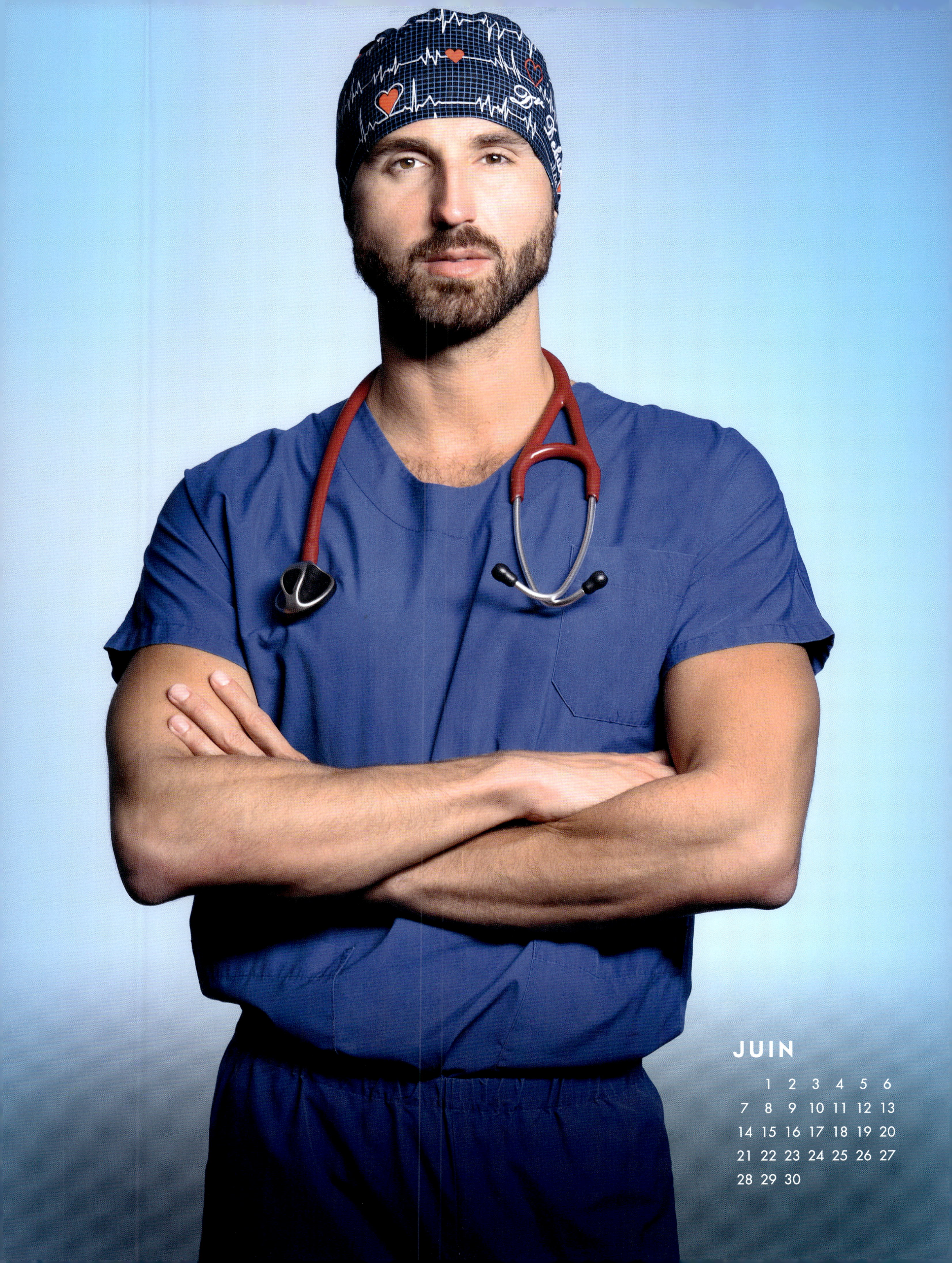

JUIN

	1	2	3	4	5	6
7	8	9	10	11	12	13
14	15	16	17	18	19	20
21	22	23	24	25	26	27
28	29	30				

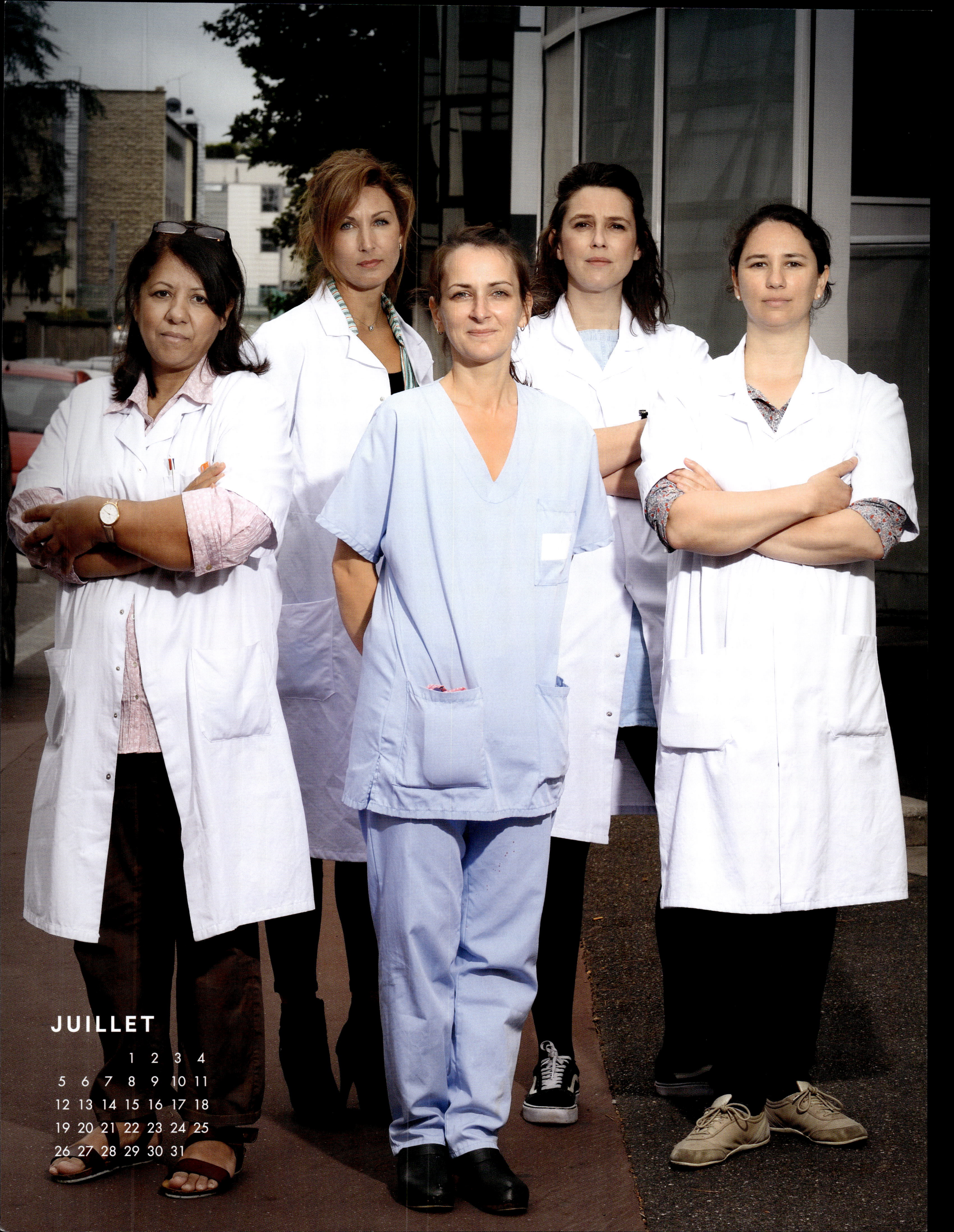

JUILLET

			1	2	3	4
5	6	7	8	9	10	11
12	13	14	15	16	17	18
19	20	21	22	23	24	25
26	27	28	29	30	31	

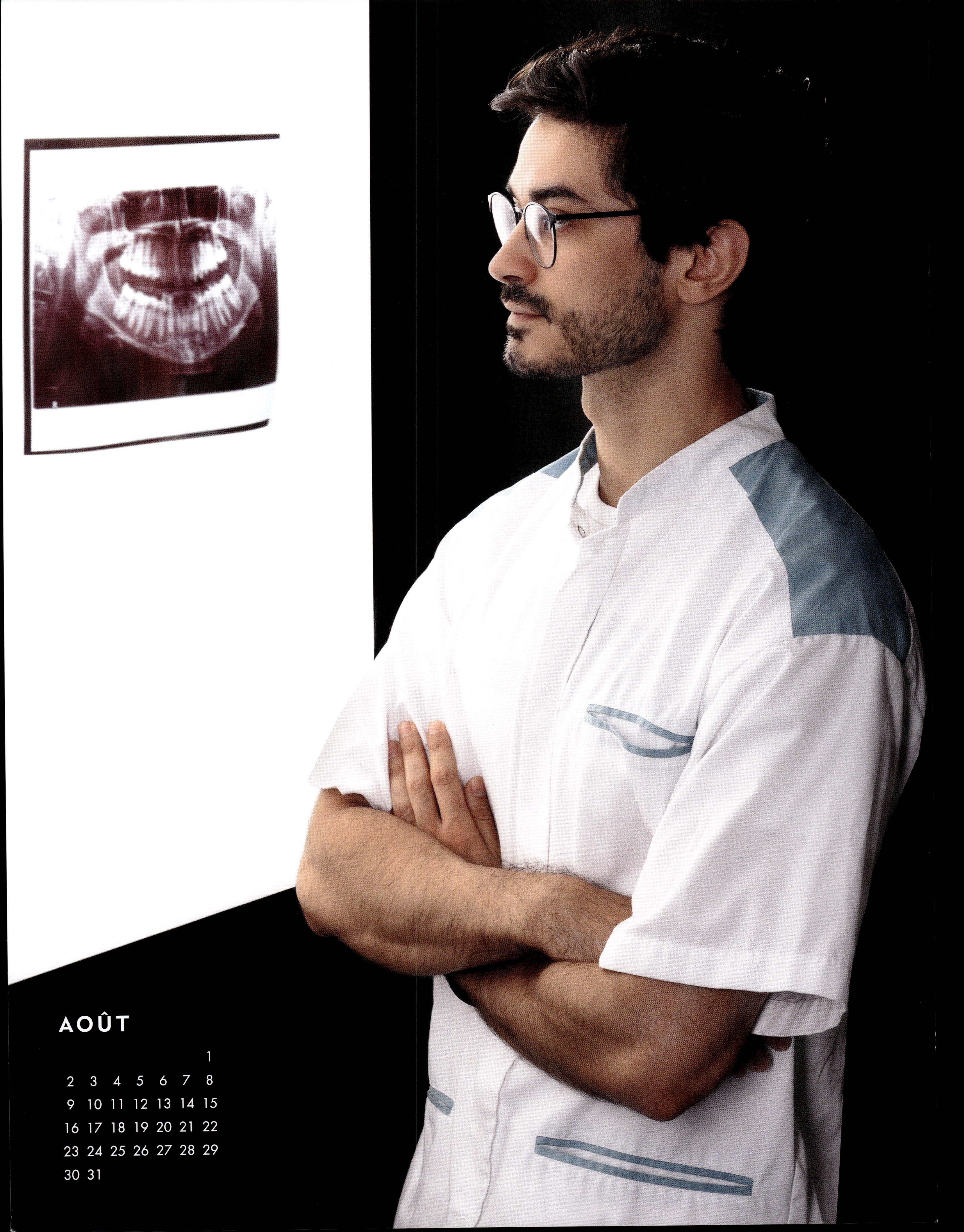

AOÛT

						1
2	3	4	5	6	7	8
9	10	11	12	13	14	15
16	17	18	19	20	21	22
23	24	25	26	27	28	29
30	31					

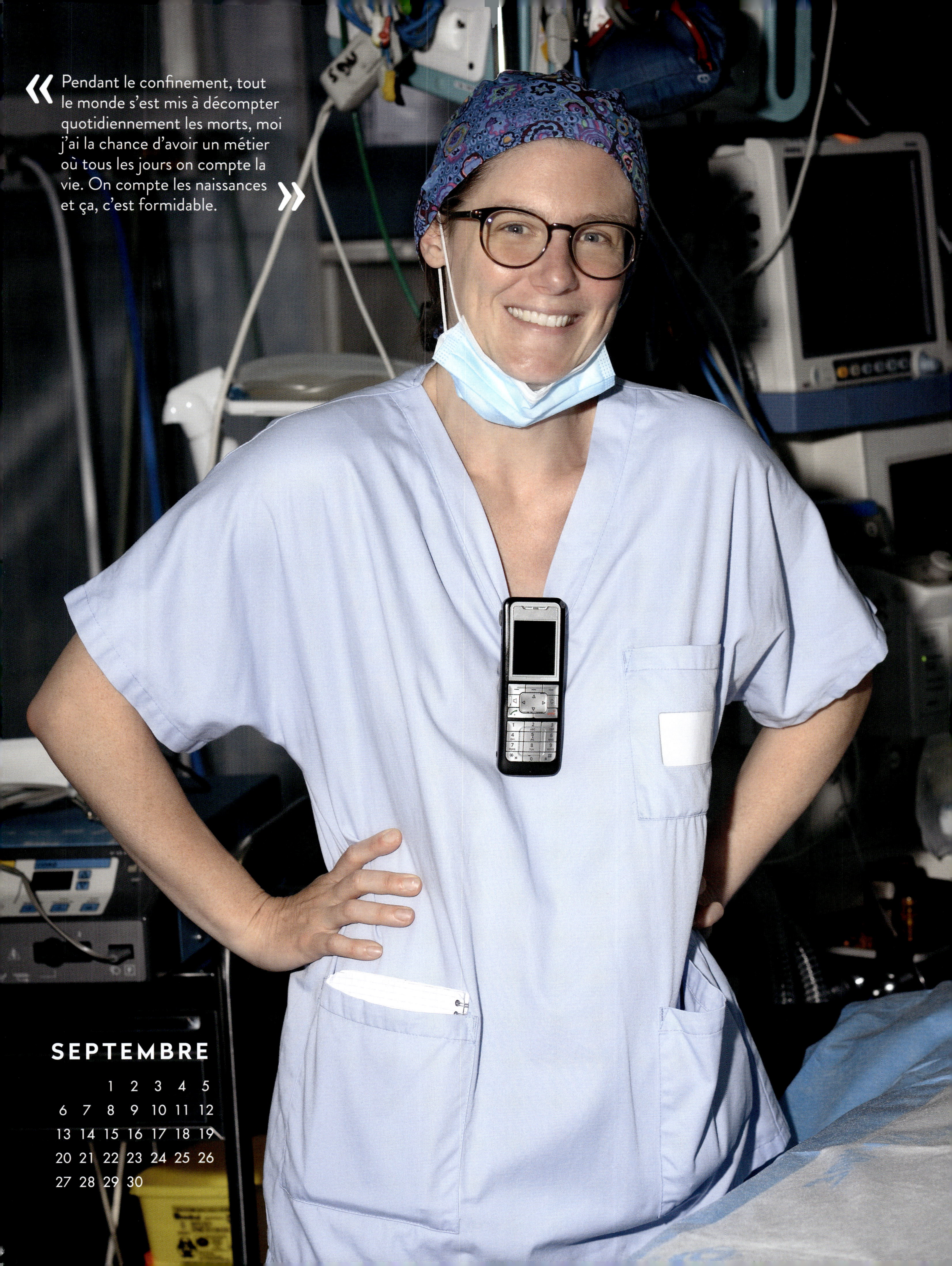

« Pendant le confinement, tout le monde s'est mis à décompter quotidiennement les morts, moi j'ai la chance d'avoir un métier où tous les jours on compte la vie. On compte les naissances et ça, c'est formidable. »

SEPTEMBRE

		1	2	3	4	5
6	7	8	9	10	11	12
13	14	15	16	17	18	19
20	21	22	23	24	25	26
27	28	29	30			

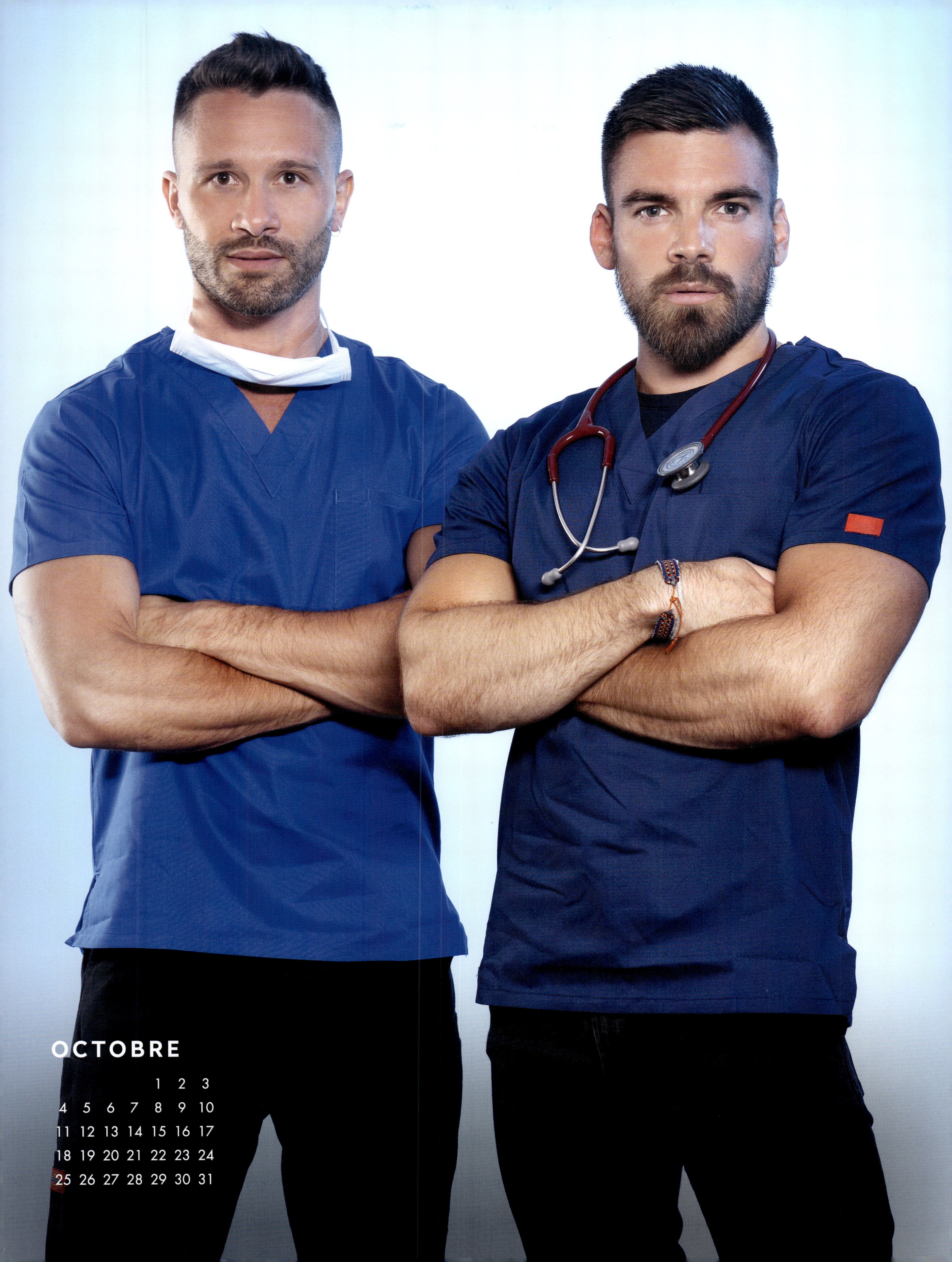

OCTOBRE

				1	2	3
4	5	6	7	8	9	10
11	12	13	14	15	16	17
18	19	20	21	22	23	24
25	26	27	28	29	30	31

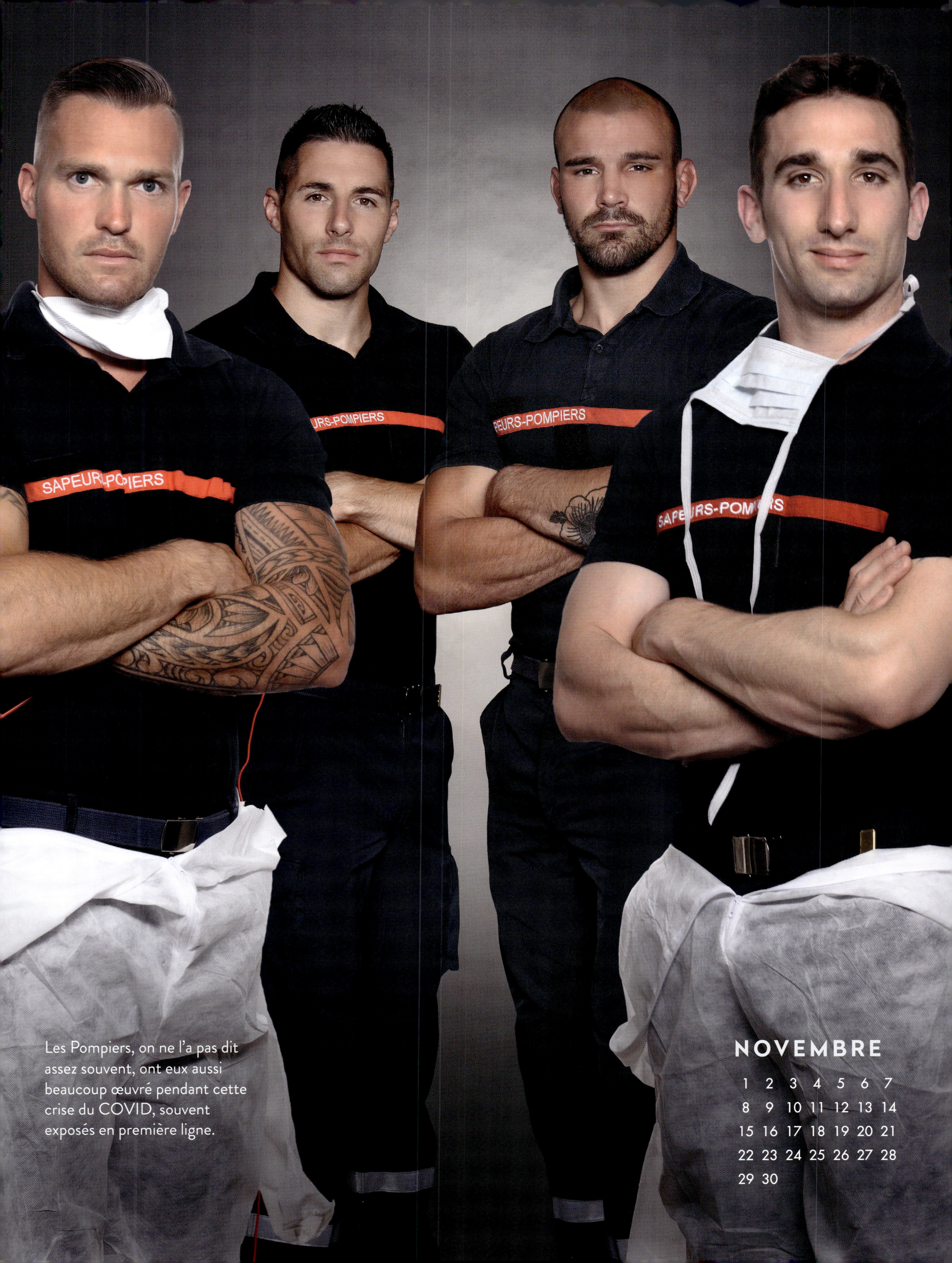

Les Pompiers, on ne l'a pas dit assez souvent, ont eux aussi beaucoup œuvré pendant cette crise du COVID, souvent exposés en première ligne.

NOVEMBRE

1	2	3	4	5	6	7
8	9	10	11	12	13	14
15	16	17	18	19	20	21
22	23	24	25	26	27	28
29	30					

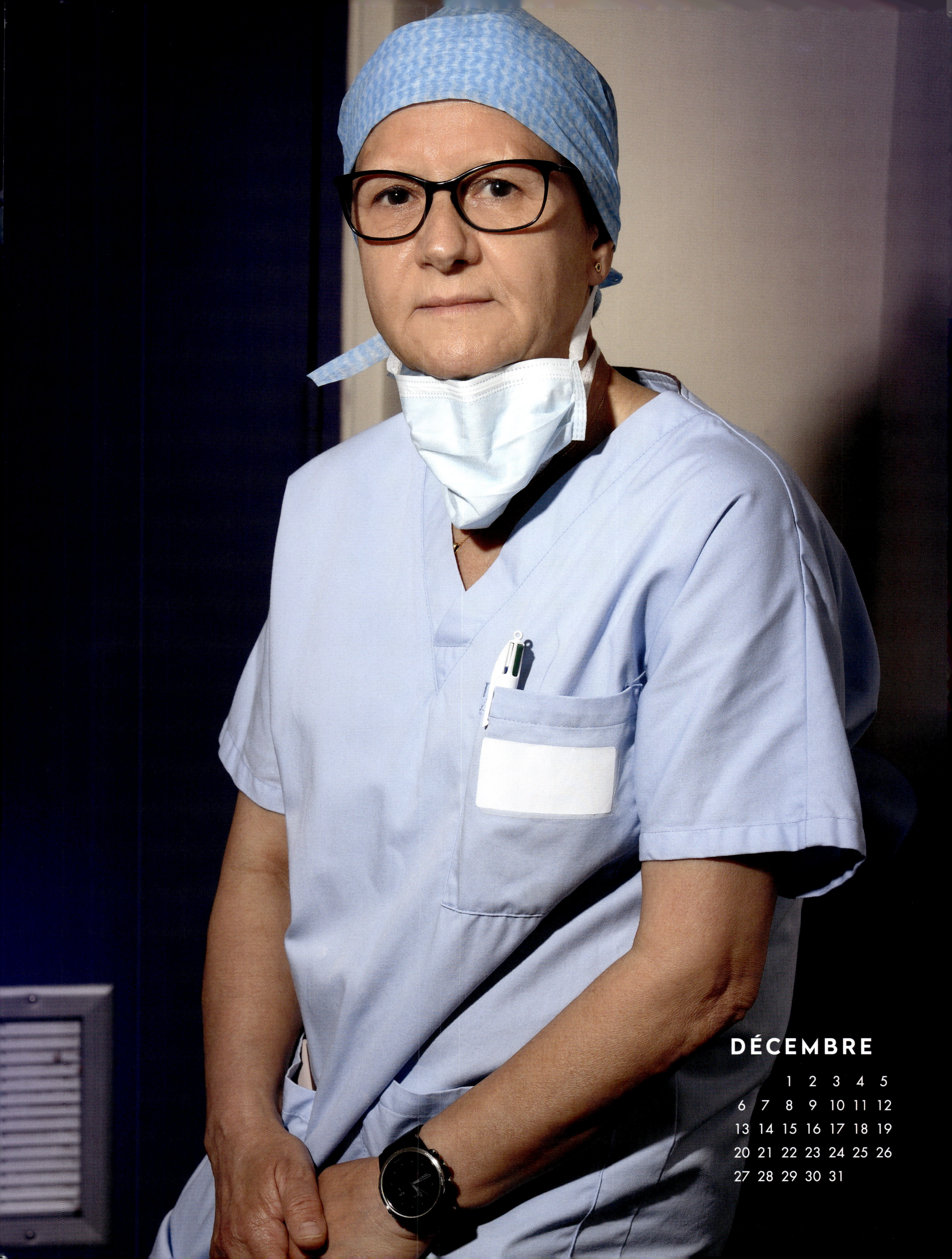

DÉCEMBRE

		1	2	3	4	5
6	7	8	9	10	11	12
13	14	15	16	17	18	19
20	21	22	23	24	25	26
27	28	29	30	31		

ASSOCIATION *SOLIDARITÉ AVEC LES SOIGNANTS*

Anne Roumanoff a créé l'association *Solidarité avec les Soignants* le 23 mars 2020 avec l'entrepreneur Jean-Pierre Bansard. L'association regroupe aujourd'hui cinquante bénévoles. Après avoir fourni des équipements de protection à 250 établissements de santé pendant la crise sanitaire, *Solidarité avec les Soignants* se consacre désormais à améliorer l'équipement des salles de repos des soignants dans les hôpitaux en leur procurant micro-ondes, cafetières, bouilloires, frigos, ventilateurs et fauteuils-relax. Elle participe aussi à l'opération « À table les soignants » pour inviter les soignants dans de grands restaurants.

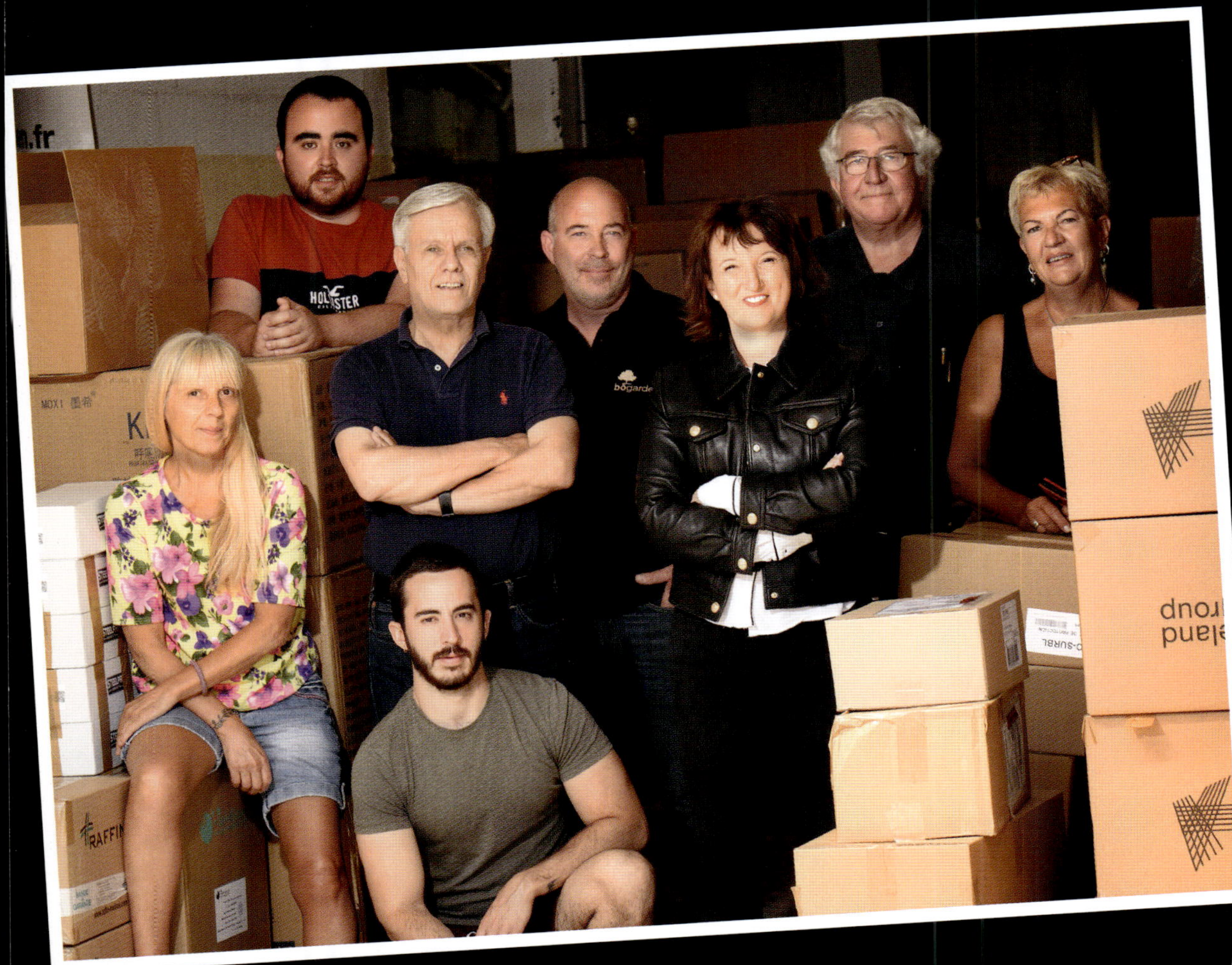

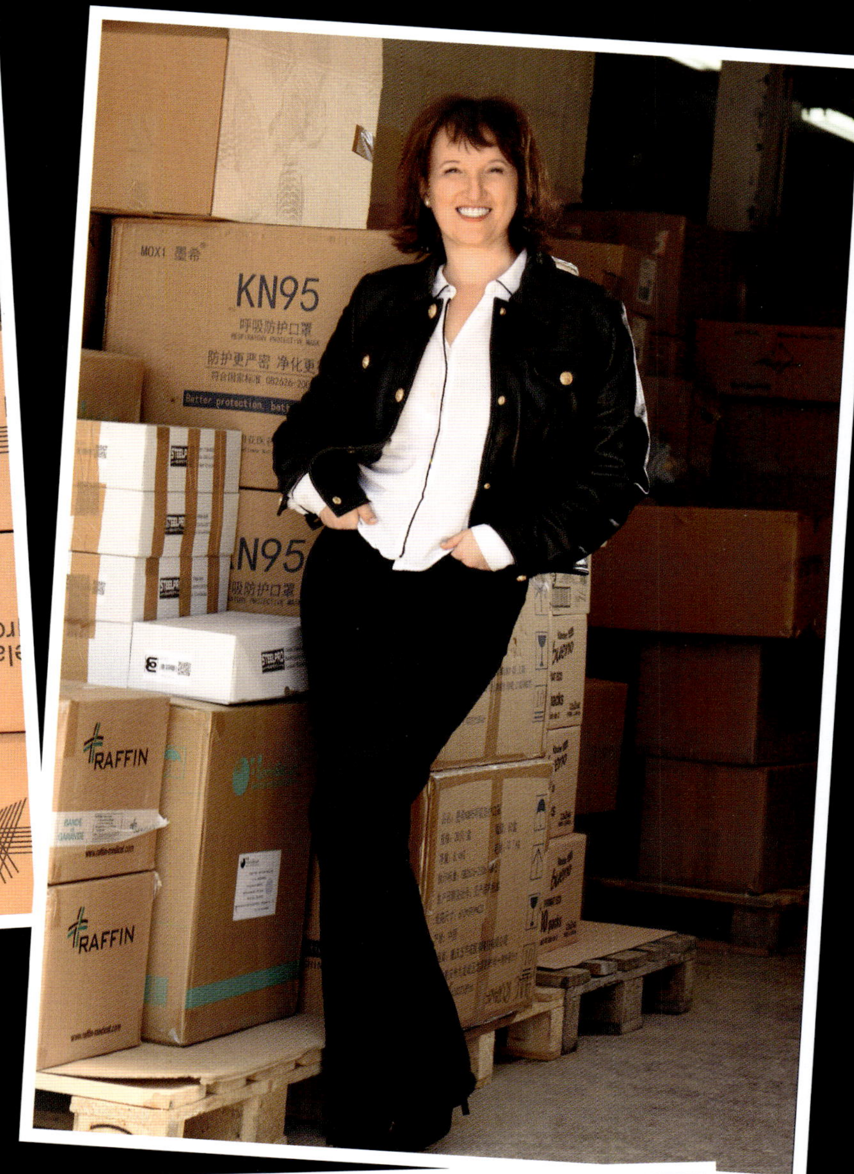

BÉNÉVOLES CUISINIERS

« Nous étions une dizaine de bénévoles pendant le confinement à cuisiner pour les soignants du 92 et particulièrement pour les hôpitaux de Neuilly-sur-Seine et Levallois-Perret.
Sous la houlette d'Anthony Dodeman, Patricia, Caroline, Éric et quelques autres ont contribué à apporter un peu de douceur au personnel de ces établissements.
Nous sommes fiers d'avoir, à notre humble niveau, participé à cette initiative et remercions encore nos soignants pour leur dévouement et leur professionnalisme dans cette épreuve si rude pour eux, les malades et leurs familles. »

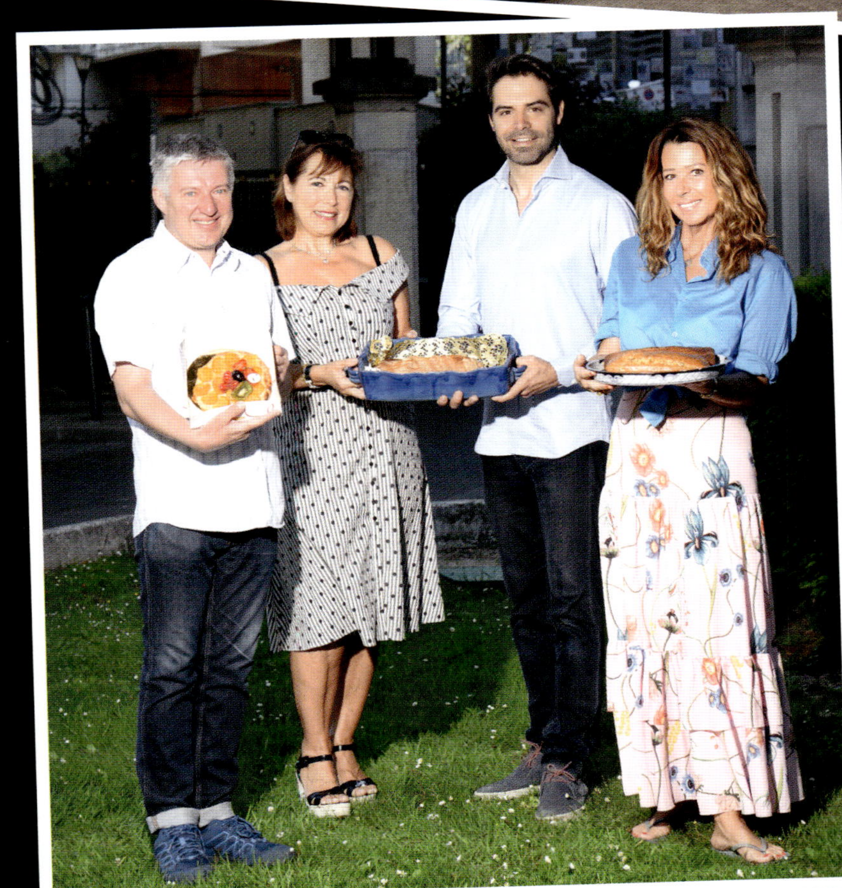

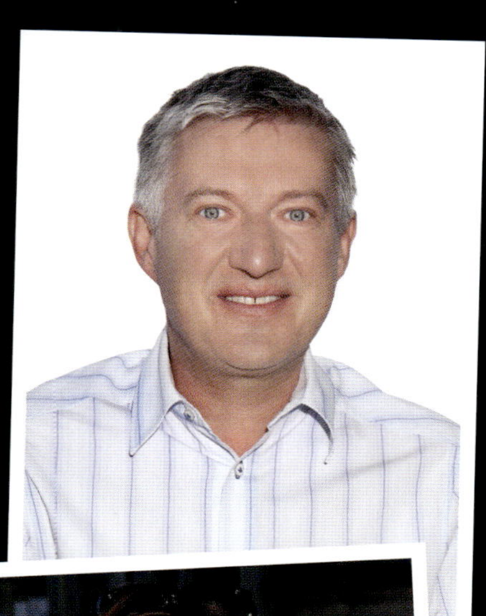

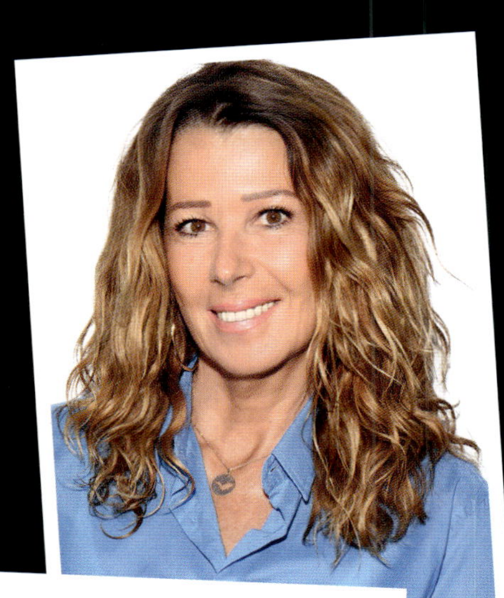

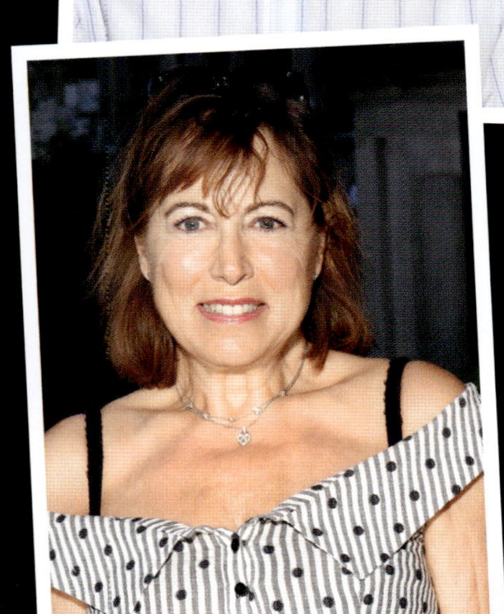

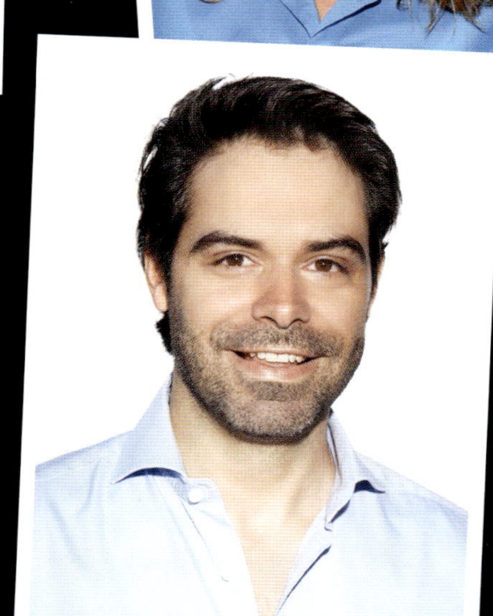

Sans oublier toutes celles et ceux qui ont œuvré bénévolement lors de cette crise sanitaire, pour apporter, chacun à leur façon, aide et réconfort aux soignants.